NOTE

SUR

LES HÉMORRHAGIES

DITES INTRA-ARACHNOIDIENNES

NOTE

LES HÉMORRHAGIES

DITES

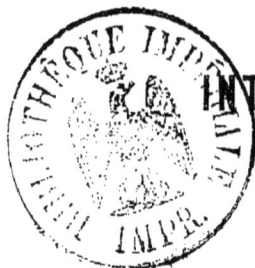

INTRA-ARACHNOIDIENNES

PAR

LE DOCTEUR PERROUD,

Médecin de l'Hôtel-Dieu, lauréat de la Société impériale de médecine
de Bordeaux,

Membre titulaire de la Société impériale de médecine, de la Société linéenne
et de la Société des Sciences médicales de Lyon,

Correspondant des Sociétés de médecine de Bordeaux, d'Amiens,
de Chambéry, de Saint-Etienne et de la Loire.

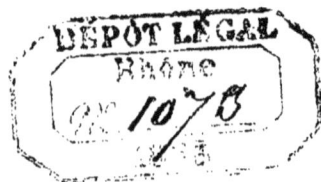

IMPRIMERIE D'AIMÉ VINGTRINIER

Rue de la Belle-Cordière, 14.

1863

NOTE

SUR

LES HÉMORRHAGIES

DITES INTRA-ARACHNOÏDIENNES

Le plus souvent, dans les hémorrhagies dites intra-arachnoïdiennes, le sang se trouve accompagné d'un kyste néomembraneux. Quelle est la nature de ce kyste ? Quels rapports peut-il exister entre lui et l'épanchement sanguin ? Ces problèmes, posés déjà depuis quelque temps, avaient été résolus d'une manière différente. Les uns avaient pensé que le kyste était postérieur au foyer apoplectique, d'autres avaient soutenu qu'il lui était antérieur ; sous l'impulsion de travaux allemands de date récente, la question, dans ces derniers temps, a été reprise en France. En 1859, M. Brunet a réveillé l'attention sur elle dans une intéressante thèse inaugurale. Quelques mois plus tard, en 1860, MM. Charcot et Vulpian ont traité le sujet dans un savant mémoire qui a paru dans la *Gazette hebdomadaire* ; et dernièrement M. Lancereaux a publié sur la même question un travail étendu et important.

Nous avons pu observer quelques faits qui nous paraissent propres à éclairer le débat, et nous venons aujourd'hui apporter notre pierre à l'édifice.

Nous ne nous proposons pas, dans cette note, de traiter *ex professo*, et d'une manière complète, l'histoire des hémorrhagies arachnoïdiennes ; notre intention est de n'aborder qu'un côté de ce sujet intéressant. Nous étudierons surtout la pathogénie de ces hémorrhagies, ce qu'on pourrait appeler leur physiologie pathologique ; notre travail sera divisé en deux paragraphes ; après un coup d'œil rapide sur l'état actuel de la question, nous rapporterons avec quelques commentaires les faits que nous avons observés.

I.

L'hémorrhagie intra-arachnoïdienne est cette espèce d'hémorrhagie méningée caractérisée par la présence du sang au-dessus de l'arachnoïde cérébrale, dans cet espace que l'on a considéré comme la cavité de l'arachnoïde.

Si l'on remarque que le feuillet pariétal ou duremérien de cette méninge, quoique admis d'une manière trop générale, est loin cependant d'être démontré, et que par conséquent il est au moins fort douteux que l'arachnoïde ait une cavité, on conviendra que la dénomination *intra-arachnoïdienne* sous laquelle on désigne l'hémorrhagie dont nous nous occupons, est assurément très-hasardée ; il serait préférable de remplacer ce mot et de dire *hémorrhagie sus-arachnoïdienne*. Aussi emploierons-nous cette dernière expression comme synonyme de la première, en faisant toutefois nos réserves sur celle-ci.

L'hémorrhagie sus-arachnoïdienne peut avoir lieu sans

l'existence ou avec le concours de néomembranes méningiennes, de là deux variétés : l'hémorrhagie sus-arachnoïdienne *diffuse*, qui doit peu nous occuper, et l'hémorrhagie sus-arachnoïdienne *limitée* ou *enkystée*.

Un mot sur chacune de ces variétés.

A. Dans *l'hémorrhagie sus-arachnoïdienne simple ou
diffuse*, le sang épanché est répandu librement au-dessus
de l'arachnoïde cérébrale , sans y être retenu ou sans y
avoir été retenu primitivement dans un kyste d'enveloppe :
les méninges ne présentent le plus souvent aucune trace
d'inflammation antérieure, pas de fausse membrane plus
ou moins ancienne, pas de vascularisation anormale ; le
sang baigne une grande étendue de la surface arachnoï-
dienne, et au lieu de rester limité à la partie supérieure
des hémisphères, comme nous le verrons dans la seconde
variété d'hémorrhagie de l'arachnoïde , il peut gagner la
base du cerveau, et même passer au-dessous de la faulx
cérébrale et s'étendre d'un hémisphère à l'autre ; de là
vient le nom d'hémorrhagie sus-arachnoïdienne *diffuse*
que l'on peut donner à cette espèce d'apoplexie méningée.

Dans cette hémorrhagie diffuse, comme dans toutes les
hémorrhagies dites arachnoïdiennes, le sang extravasé ne
provient pas de l'arachnoïde , puisque cette membrane
est dépourvue de vaisseaux sanguins à l'état normal ; il
ne peut être fourni que très-difficilement et d'une manière
exceptionnelle par la pie-mère, ainsi que le prouve le
siége même qu'occupe le foyer hémorrhagique au-dessus
du feuillet viscéral de l'arachnoïde, en dehors des anfrac-
tuosités cérébrales qui , protégées par ce feuillet arach-
noïdien, ne sont exposées qu'aux hémorrhagies de la pie-

mère ; le sang épanché ne peut donc provenir presque exclusivement que de la dure-mère et du feuillet interne de cette membrane.

La grande résistance de cette méninge, son peu de vascularité eu égard à la richesse vasculaire de la pie-mère, l'absence de toute lésion inflammatoire capable d'altérer la consistance de la dure-mère, ou de modifier l'état et le nombre de ses vaisseaux sanguins, font déjà pressentir combien doivent être rares et difficiles les hémorrhagies sus-arachnoïdiennes diffuses, et en effet cette espèce d'apoplexie paraît moins commune que celle que nous allons décrire ; elle est le plus souvent consécutive à une cause traumatique, à une fracture du crâne avec déchirure de la dure-mère et de quelques-uns de ses vaisseaux. Toutefois nous avons observé un fait qui s'éloigne sous plusieurs rapports des données précédentes, et semble faire exception à la règle générale ; cet exemple d'hémorrhagie sus-arachnoïdienne diffuse nous a paru assez intéressant pour que nous ayons cru devoir le rapporter dans les pages suivantes.

B. L'hémorrhagie sus-arachnoïdienne limitée ou enkystée est caractérisée anatomiquement par des produits néomembraneux de la dure-mère et par l'enkystement au moins momentané du sang épanché : si quelquefois, en effet, l'épanchement n'est plus retenu dans une poche d'enveloppe, ce n'est que secondairement, et par suite de la rupture du kyste préexistant qu'il est passé à l'état diffus.

Ainsi donc, produits inflammatoires néomembraneux de la dure-mère, enkystement au moins momentané du sang extravasé, tels sont les deux points anatomiques qui caractérisent l'hémorrhagie sus-arachnoïdienne dont nous nous occupons. D'où provient le sang épanché ? Comment se forme le kyste d'enveloppe ? Quelle en est la nature ? Tels sont les points en litige, et les questions sur lesquelles roule le débat.

Une première opinion fait de ces épanchements intra-arachnoïdiens enkystés des hémorrhagies extra-arachnoïdiennes et place le sang extravasé entre la dure-mère et le feuillet pariétal de l'arachnoïde : suivant cette manière de voir, les parois du kyste seraient formées par ces deux membranes plus ou moins saines et simplement décollées.

La doctrine précédente suppose l'existence d'un véritable feuillet pariétal à l'arachnoïde ; or, ce feuillet est encore à démontrer : « La surface interne de la dure-mère, dit Kœlliker (1), est tapissée seulement d'une couche multiple d'après Henle, double d'après Luschta, de cellules épithéliales pavimenteuses, et cet épithélium ne repose sur rien de spécial qu'on puisse considérer comme le feuillet pariétal de l'arachnoïde. »

Les données précises que nous fournissent sur ce point les recherches anatomiques modernes rendent donc peu admissible l'opinion précédente en démontrant l'impossibilité d'un épanchement sanguin entre la dure-mère et un feuillet membraneux hypothétique. La nature néoplasmatique du kyste d'enveloppe se trouve donc démontrée par cela même. Mais là ne finissent pas encore les difficultés, de nouvelles questions se présentent. Comment se

(1) Kœlliker, *Précis d'histologie humaine*, p. 346.

forme cette membrane enveloppante ? Quels rapports a-t-elle avec le sang extravasé ? Est-elle primitive, est-elle consécutive à l'épanchement ?

On a pensé, en France surtout, que l'épanchement sanguin était primitif, et que ce n'était que consécutivement qu'il arrivait à s'enkyster.

Pour M. Baillarger, cet enkystement se ferait par l'organisation en pseudo-membrane de la partie périphérique du caillot sanguin. Cette manière de voir est acceptée par MM. Monneret, Rilliet et Barthez, etc. ; mais elle est contredite par ce fait que le sang extravasé n'est plus vivant et ne peut être susceptible d'un travail d'organisation.

Une opinion plus généralement répandue veut que le sang épanché agisse à la manière d'un corps étranger et irrite les méninges avec lesquelles il se trouve en contact ; de là exsudation de lymphe plastique, organisation de ce plasma et formation d'une néomembrane consécutive enveloppante.

Cette idée est celle de MM. Hardy et Béhier, elle est également partagée par MM. Lélut, Aubanel, Parchappe, etc. Les travaux allemands et les récentes recherches françaises la rendent peu admissible.

Comment, en effet, à moins d'admettre la préexistence du kyste, comment peut-on comprendre et expliquer cette limitation de l'épanchement à la surface convexe du cerveau ? Si l'extravasation sanguine est primitive, pourquoi le sang épanché séjourne-t-il en un point limité au lieu de s'étendre au-dessus de l'arachnoïde jusqu'à la base du crâne, ou d'un hémisphère à l'autre en passant sous la faulx du cerveau ?

Voilà une première objection à la doctrine de l'enkystement consécutif : une autre non moins puissante va nous
être fournie par l'étude anatomique et l'observation clinique des faits.

En effet, une inspection un peu attentive des pièces
anatomiques permet de constater que le kyste néoplasmatique est dans un état d'organisation toujours beaucoup
plus avancé qu'aurait pu le faire supposer le faible degré
d'altération subi par le sang épanché. Cette étude com-
parative démontre d'une manière évidente que l'extravasat
sanguin et la néomembrane qui lui sert d'enveloppe sont
d'âge différent, et que le plus ancien de ces deux produits
anatomiques est l'exsudat pseudo-membraneux.

L'observation clinique démontre du reste le même fait.
Quelque temps avant l'apoplexie qui a entraîné la mort,
on constate le plus souvent chez les malades des indices
non douteux d'un travail subinflammatoire des méninges,
c'est un affaiblissement graduel de la mémoire et de l'in-
telligence, du vertige, de la céphalalgie, de l'incertitude
dans les mouvements, puis de la somnolence et de l'apa-
thie, symptômes qui coïncident avec le début de la néomembrane qui plus tard doit jouer un rôle si important
dans la pathogénie de l'hémorrhagie méningée.

Les considérations qui précèdent nous autorisent donc
à regarder le kyste d'enveloppe des foyers hémorrhagiques
dits intra-arachnoïdiens, comme une néomembrane, et à
penser que cette néomembrane est primitive et préexiste à
l'épanchement sanguin. Telle est l'opinion qu'adoptent en
France MM. Cruveilhier (1), Charcot et Vulpian (2), Lan-

(1) Cruveilher, *Anatomie pathologique générale*, t. III, p. 516.
(2) Charcot et Vulpian, *Gazette hebdomadaire*, 1860, p. 728.

cereaux (1), etc., et en Allemagne, MM. Heschl (2), Virchow (3), Schuberg (4), Hass (5), Guido-Weber (6), etc.

Un mot rapide sur le développement de ce néoplasme
et sur le rôle qu'il joue dans la production des hémorrhagies méningées, question sur lesquelles les travaux de
Virchow surtout ont jeté une vive lumière.

La lésion commence par une inflammation de la dure-
mère, par une *pachyméningite*, suivant l'expression de
l'auteur allemand. Cette inflammation occupe la face
interne de la dure-mère et y occasionne la formation d'une
première couche néoplasmatique, soit par l'organisation
d'un blastème épanché, comme le veut M. Brunet, soit
par prolifération des éléments histologiques de la dure-
mère, comme le professe M. Virchow. Quoi qu'il en soit,
cette première néomembrane prend une organisation de
plus en plus complète et ne tarde pas à être séparée de
la dure-mère par une nouvelle couche néoplasmatique à
laquelle succède, d'après le même mode de formation, un
nombre plus ou moins considérable de couches ou de
feuillets plus ou moins faciles à séparer les uns des autres, et dont l'organisation est d'autant plus imparfaite
que l'on se rapproche davantage de la dure-mère.

(1) Lancereaux, mémoire lu à la Société de biologie, 1863.

(2) Heschel, *Pathol. anat.*, 1855. C'est le premier auteur qui
parle des néomembranes de la dure-mère.

(3) Virchow, 1856, *Verhandlungen der physikalisch medicinis-
chen gesellschaft in Würtzbourg.*

(4) Schuberg, *Virchow's archives*, 1859, et *Gazette hebdomadaire*, 1859.

(5) Hass, *Handbuch der sp. path.* de Virchow, 1859.

(6) Guido-Weber, *Archiv. für phys. Heilkunde*, 1860.

Des vaisseaux de nouvelle formation rampent dans ces néoplasmes ; la ténuité et souvent l'altération graisseuse de leurs parois les exposent à se rompre sous l'influence du moindre *molimen hémorrhagicum*, et ainsi se forment dans l'épaisseur même de la fausse membrane, entre les différents feuillets que nous avons indiqués, de petits foyers hémorrhagiques qui n'apparaissent d'abord que comme de simples taches ecchymotiques, puis se multiplient, se réunissent, augmentent de volume, dissèquent les couches membraneuses entre lesquelles ils sont placés et finissent par constituer des épanchements sanguins quelquefois considérables et entourés d'un kyste primitif ou *protogène*. — Ce kyste peut, dans certains cas, se rompre, et [le sang s'épanche alors librement au-dessus de l'arachnoïde ; l'hémorrhagie devient diffuse, mais elle ne l'est que secondairement, ainsi que l'attestent les produits néomembraneux que l'autopsie permet de constater sur le feuillet interne de la dure-mère.

Tel est le résultat des recherches entreprises dans ces derniers temps par les anatomo-pathologistes allemands ; ces faits ont été confirmés en France par les travaux récents de MM. Brunet, Charcot et Vulpian, Lancereaux, etc., ils nous paraissent confirmés aussi par les observations que nous allons relater, et qui feront le sujet du paragraphe suivant.

II.

Obs. I. — *Néomembrane de la face interne de la dure-mère chez une petite fille tuberculeuse ; organisation avancée du néoplasme sans hématome ; pas de symptôme saillant du côté du cerveau et de ses fonctions.*

La jeune X..., âgée de 4 ans, entre le 10 janvier 1863, à la Charité, salle Saint-Ferdinand, dans le service de M. Socquet.

Cette enfant a été envoyée il y a un an à la campagne ; elle était bien portante alors et n'avait jamais été malade ; mais peu à peu sa santé s'altéra, et la petite malade maigrissant de plus en plus, fut ramenée à ses parents, qui la conduisirent à l'hospice quelques jours après l'avoir reçue.

A son entrée dans le service, la jeune X... est très-maigre et d'apparence chétive et misérable ; le ventre est volumineux, bleuâtre et empâté, médiocrement douloureux ; elle a de la diarrhée assez abondante et habituelle, ainsi que des vomissements de temps à autre.

On constate de plus un peu de toux avec de la matité du côté gauche du thorax, et des craquements humides dans la poitrine, surtout à gauche.

Pas de céphalalgie, pas de contracture ni de convulsion, aucune paralysie ; les organes des sens accomplissent régulièrement leurs fonctions.

L'amaigrissement et l'affaiblissement général augmentent rapidement, et la malade meurt dans le marasme le 2 février 1863.

Autopsie. — Cadavre sec, marasmatique, sans infiltration ni putréfaction.

Tuberculisation des deux poumons : le poumon gauche surtout
est farci de petits tubercules ramollis ; il est adhérent au thorax
par toute sa surface, et tellement friable que l'on ne peut le détacher des parois thoraciques qu'avec beaucoup de peine et par
lambeaux.

Le foie est très-graisseux.

Les glanglions mésentériques sont tuberculeux.

M. Corporandy, interne du service, et de qui nous tenons les
détails précédents, a eu l'obligeance de nous remettre les méninges
que nous avons examinées avec soin.

La pie-mère est un peu œdématiée ; et les ventricules cérébraux
contiennent une assez considérable quantité de sérosité.

La dure-mère a sa consistance et son épaisseur normales ; elle
n'adhère pas aux os du crâne plus que d'habitude. Mais sa face interne est tapissée d'une néomembrane dans toute l'étendue de la
voûte crânienne, sur les deux hémisphères cérébraux, depuis l'apophyse crista-galli jusqu'à la tente du cervelet.

Cette néomembrane est rosée ; sa surface inférieure est lisse et
en rapport avec l'arachnoïde cérébrale sans lui adhérer ; elle adhère
d'une manière peu intime à la dure-mère, si bien que l'on peut
facilement l'en détacher ; on met à découvert, par cette manœuvre,
le feuillet interne de la dure-mère, qui est peu altéré, et dont la
surface a seulement un peu perdu de son poli habituel. Les deux
faces de la faulx du cerveau ne sont tapissées par le néoplasme que
vers la base de ce repli dure-mérien et dans une très-faible étendue,
si bien que la faulx cérébrale divise la néomembrane en deux parties qui revêtent chacune un hémisphère du cerveau.

On peut assez facilement dédoubler la membrane de nouvelle
formation dont nous allons esquisser la structure, et la séparer
en trois ou quatre feuillets superposés et peu adhérents entre
eux. Chacun de ces feuillets examinés par transparence présente
des arborisations vasculaires évidentes : le nombre de ces arborisations augmente lorsque l'on pratique l'examen à la loupe ; enfin, au

microscope, les vaisseaux paraissent plus nombreux encore, ils ont leurs parois formées de une, le plus souvent de deux, et très-rarement de trois tuniques, et ils contiennent un nombre plus ou moins considérable de globules rouges

Ces vaisseaux rampent dans une trame formée par des corps fusiformes d'autant plus allongés que l'on s'éloigne davantage de la dure-mère ; le feuillet le plus voisin de l'arachnoïde contient des faisceaux de fibres conjonctives onduleuses et paraît manifestement le plus ancien ; on trouve enfin, outre les éléments précédents, des noyaux embryoplastiques et des cytoblastions en nombre d'autant plus considérable que l'on examine les couches les plus rapprochées de la dure-mère, c'est-à-dire les plus jeunes.

On ne trouve en aucun point des produits hématiques altérés qui puissent faire croire à une hémorrhagie antérieure. La néomembrane ne présente nulle part non plus des traces d'altération régressive.

Les os du crâne et leurs téguments ne présentent rien de particulier à noter.

Le cerveau est sain et ne contient pas de tubercules.

L'observation précédente nous paraît intéressante à plus d'un titre.

Elle démontre d'abord la possibilité de la formation d'une fausse membrane dans les méninges, sans épanchement de sang et prouve qu'il serait bien difficile d'admettre que ces fausses membranes soient dues à l'organisation des parties les plus superficielles d'un caillot sanguin. M. Baillarger, il est vrai, qui soutient cette dernière opinion, pense que la partie du caillot sanguin qui ne s'organise pas peut complètement se résorber, et il explique ainsi les faits semblables à celui que nous venons de rapporter, et la présence des néomembranes sur la dure-mère sans hémorrhagie concomitante.

Sans vouloir ici entrer dans une discussion générale, nous ferons remarquer que notre observation se prête peu à une pareille explication ; d'abord parce qu'il est bien difficile d'admettre que chez notre malade il ait pu se produire sans aucun trouble fonctionnel appréciable une hémorrhagie méningée aussi abondante que le voudrait l'étendue de la fausse membrane découverte par l'autopsie, et ensuite parce que l'examen microscopique le plus minutieux n'a démontré aucun résidu hématique pouvant faire croire à l'existence de cette hémorrhagie antérieure supposée.

Ces considérations nous conduisent donc à voir dans la néomembrane de notre petite malade le résultat d'une inflammation subaiguë de la dure-mère. Mais pourquoi n'avons-nous pas rencontré pendant la vie ces convulsions, ces contractures, ces douleurs et tous ces accidents qui appartiennent à la méningite et surtout à l'inflammation de la pie-mère ?

La réponse à cette question se trouve dans les rapports bien différents de contact et de vascularité qu'ont avec le cerveau la dure-mère et la pie-mère. Cette dernière membrane, appliquée directement sur la masse cérébrale parcourue par un nombre très-considérable de vaisseaux sanguins qu'elle est chargée de répandre dans la substance encéphalique, est pour ainsi dire la dispensatrice et la régulatrice de l'afflux sanguin dans les organes intra-crâniens, et ne peut voir sa nutrition et sa vascularisation, même légèrement troublées sans que le cerveau n'en reçoive les atteintes les plus prononcées et les plus fâcheuses :

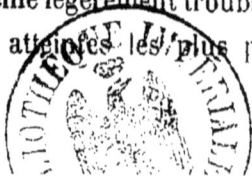

au contraire, appliquée directement sur la face interne de la boîte crânienne, la dure-mère est plutôt un organe annexe des os qu'un annexe de la masse encéphalique, et remplit par rapport aux os crâniens à peu près les mêmes fonctions de vascularisation que la pie-mère remplit par rapport au cerveau, si bien que des troubles de circulation et de nutrition survenus dans cette membrane, ce véritable périoste interne, comme on l'a appelée, ne peuvent retentir que d'une manière éloignée sur les centres nerveux, et par cela même sont loin de présenter le délire, les convulsions, l'ataxie en un mot, et l'acuité des phénomènes qui appartiennent à l'inflammation de la pie-mère.

M. Lancereaux qui, dans le mémoire que nous avons déjà plusieurs fois eu l'occasion de citer, a traité la question des néomembranes méningiennes dans leurs rapports avec les hémorrhagies, non seulement au point de vue anatomo-pathologique, mais encore au point de vue clinique, M. Lancereaux indique parmi les causes les plus fréquentes de ces productions néoplasmatiques, l'alcoolisme d'une part et la diathèse rhumatismale d'autre part. Nous pensons qu'à ces deux causes on peut joindre encore la diathèse scrofulo-tuberculeuse ; peut-être chez les enfants cette cause est-elle la plus fréquente ! L'observation que nous avons rapportée ne serait pas du moins contraire à cette opinion.

Un dernier point enfin sur lequel nous insisterons, est cette structure vasculaire et lamelleuse de la membrane de nouvelle formation, structure qui rendait possibles l'épanchement ultérieur d'une certaine quantité de sang entre les feuillets du néoplasme et l'enkystement naturel de ce sang épanché. L'observation suivante montrera du reste cette possibilité à l'état de fait accompli.

Obs. II. — *Vastes néomembranes de la dure-mère étendues sur la surface convexe des deux hémisphères cérébraux ; énormes épanchements sanguins enkystés entre les feuillets de ces néomembranes ; accidents apoplectiques ayant entraîné la mort.*

M. X..., 45 ans, tempérament lymphatique sanguin, constitution forte, entre à l'Hôtel-Dieu le 28 janvier 1863, dans le service de M. Devay, salle de la clinique des Hommes, où il est couché au n° 13.

Cet homme a été trouvé au milieu de la nuit du 27 au 28 janvier, étendu dans la rue comme quelqu'un pris de vin, et a été transporté dans un état de somnolence avancée à l'hospice par les soins de la police de sûreté.

Le lendemain, à la visite, le malade a repris ses sens, mais non d'une manière complète. Son faciès est comme hébété et exprime une sorte d'étonnement apathique ; le sujet répond aux questions qu'on lui adresse, mais ses réponses sont courtes, elles se font attendre et elles ne sont pas justes le plus souvent, de sorte qu'il est impossible d'avoir des renseignements positifs sur les antécédents et les commémoratifs de notre homme.

La sensibilité générale et la sensibilité sensorielle persistent, mais elles sont un peu émoussées : la contractilité n'est pas abolie non plus, le malade bouge facilement les bras et les jambes quand il est couché, il se tient sans peine assis pendant quelques minutes sur sa couchette ou sur la chaise, mais il ne peut descendre de son lit ni y remonter sans être soutenu.

La motilité et la sensibilité sont également affaiblies dans chaque moitié latérale du corps ; il n'y a pas d'hémiplégie.

Pas d'incontinence des urines, ni des matières fécales ; pas de vomissement, pas de céphalalgie.

La seule chose dont le malade se plaigne est une douleur assez vive qu'il ressent dans le dos.

La parole est nette ; il n'y a pas de fièvre.

La mort arrive brusquement le second jour de l'entrée de M. X... dans le service.

Autopsie. — Cadavre bien musclé, non amaigri, non infiltré , sans trace de putréfaction et en rigidité cadavérique.

Les téguments du crâne ne présentent aucune altération ; ils adhèrent d'une manière normale aux os et ne sont pas congestionnés.

Les os crâniens n'offrent rien de particulier à noter ; ils ont, avec la dure-mère, leurs adhérences normales.

La calotte osseuse du crâne une fois enlevée , on trouve la dure-mère notablement soulevée de chaque côté de la faulx du cerveau, présentant par transparence une teinte foncée insolite, et très-fluctuante, comme si devait se trouver au-dessous d'elle une abondante quantité de liquide noirâtre.

En effet, une incision pratiquée longitudinalement sur un des côtés de la faulx du cerveau donne issue à une verrée environ de sang très-noir, entièrement fluide, sans altération et manifestement épanché depuis une époque toute récente. Le côté de la dure-mère ainsi incisé s'affaisse après l'issue du sang, sans cependant que diminue la saillie du côté opposé ; une nouvelle incision pratiquée sur ce côté de la dure-mère détermine l'écoulement d'une même quantité de sang offrant exactement les mêmes caractères. Les deux épanchements ne communiquaient donc point entre eux.

La dure-mère a sa consistance , son épaisseur et sa diaphanéité normales ; mais sur sa face interne on constate de chaque côté de la faulx cérébrale un énorme kyste néomembraneux dans lequel était contenu le sang extravasé. Ces deux kystes occupènt toute l'étendue de la calotte crânienne, depuis l'apophyse crista-galli jusqu'au pourtour de la tente du cervelet sur laquelle ils viennent s'étaler ; ils tapissent d'un autre côté chacun une des faces de la faux cérébrale qui établit une sorte de limite entre eux deux.

La surface interne de ces deux poches est villeuse, très-inégale, mais n'est tapissée par aucun caillot ni aucun produit fibrineux, comme il arrive habituellement dans les kystes hématiques an-ciens.

La surface externe est en rapport d'une part avec la dure-mère à laquelle elle adhère d'une manière assez lâche pour que l'on puisse l'en détacher sans beaucoup de peine par des tractions ménagées, et d'une autre part avec l'arachnoïde cérébrale avec laquelle elle n'a contracté aucune adhérence. Cette surface externe est inégale et tomenteuse dans les points qui sont en rapport avec la dure-mère ; elle est lisse, au contraire, et polie dans sa moitié contiguë avec l'arachnoïde.

La néomembrane kystique présente dans toute son étendue une coloration rouillée qu'elle ne perd pas par le lavage, et que la ma-cération ne lui enlève pas complètement. Cette coloration est due à une certaine quantité de matière colorante du sang à l'état gra-nuleux et amorphe, infiltrée dans l'épaisseur du néoplasme, et qui n'est que la trace et les restes de nombreuses petites hémorrhagies interstitielles antérieures et anciennes.

Examiné par transparence, chaque feuillet de la néomembrane présente un certain nombre d'arborisations vasculaires que l'on voit se multiplier quand on se sert de la loupe ou du microscope. Tous ces vaisseaux ont deux tuniques à leurs parois, et en quelques points ces parois sont infiltrées de granulations graisseuses.

La trame qui constitue la charpente de la fausse membrane kystique est composée de tissu conjonctif d'une organisation assez avancée : le microscope y démontre de nombreux corps fusiformes, plus allongés dans la paroi du kyste en rapport avec l'arachnoïde que dans celle qui est en rapport avec la dure-mère : on trouve de plus, infiltrés entre les éléments précédents, de nombreux noyaux arrondis ou allongés de tissu conjonctif ; nous n'avons rencontré nulle part des faisceaux de fibres onduleuses.

L'arachnoïde cérébrale est tout à fait saine ; elle est seulement un peu teinte en rouge par infiltration de l'hématosine, dans les points qui étaient en contact avec la poche néoplasmatique.

La pie-mère ne présente aucune trace d'inflammation : on peut facilement l'enlever de la surface du cerveau sans déchirer la partie superficielle des circonvolutions. Congestion veineuse intense des sinus de la dure-mère et des grosses veines de la pie-mère : pas de caillot dans ces vaisseaux.

La masse encéphalique est un peu congestionnée, mais sa consistance et sa couleur sont normales : les deux hémisphères cérébraux sont fortement aplatis en haut et en dehors au niveau des deux tumeurs sanguines et dans les points où ils avaient le plus à souffrir de la compression qu'elles exerçaient sur eux.

Cette observation paraît compléter la précédente en ce qu'elle nous montre une phase plus avancée, une seconde période pour ainsi dire de l'existence des néomembranes de la dure-mère ; précédemment nous avons vu la néo-membrane se former et vivre, maintenant nous la voyons devenir le siége d'une véritable apoplexie. Dans l'observation suivante, nous aurons l'occasion d'étudier encore une période plus avancée, nous verrons non seulement la membrane de nouvelle formation devenir la cause et le siége d'un épanchement sanguin, mais encore ses différents feuillets se rompre et permettre ainsi au sang de s'extravaser librement au-dessus de l'arachnoïde, exemple intéressant d'hémorrhagie sus-arachnoïdienne enkystée se transformant en hémorrhagie sus-arachnoïdienne diffuse.

Nous ne terminerons pas sans appeler l'attention sur l'utile comparaison que l'on peut faire, dans le cas précédent, entre le sang épanché et le kyste qui l'enveloppe ; l'organisation de ce dernier, mise en regard de l'absence de toute altération du sang extravasé et de l'époque évidemment très-récente de l'épanchement sanguin, indique d'une manière incontestable que la néomembrane est de formation bien antérieure à la collection hématique, et qu'elle ne peut lui être ni postérieure, comme le veut M. Baillarger, ni contemporaine comme le pense M. Brunet.

Nous noterons encore que notre malade présentait ce faciès enluminé si fréquent chez les buveurs de profession. Cette remarque a son importance si l'on se rappelle que M. Lancereaux a été conduit par ses recherches à regarder l'alcoolisme chronique comme une des causes fréquentes des néomembranes de la dure-mère ; il est fâcheux que l'absence de tout renseignement ne nous permette pas d'être fixé sur un point étiologique qui, dans notre observation, reste à l'état de supposition.

Obs. III. — *Néomembrane de la dure-mère étendue sur l'hémisphère cérébral du côté gauche ; hématome développé dans l'intérieur de cette fausse membrane ; rupture consécutive des parois du kyste et épanchement du sang dans la cavité dite intra-arachnoïdienne ; quelques symptômes peu aigus du côté des centres nerveux au début ; accidents apoplectiques ayant déterminé la mort.*

Laurent X..., tulliste à Lyon, âgé de 59 ans, d'un tempérament mixte, d'une constitution médiocre, entre, le 30 janvier 1861, dans la salle clinique des Hommes, où il est couché au n° 22.

Les renseignements que l'on peut recueillir sur les antécédents et les commémoratifs de cet homme sont assez incomplets ; on apprend seulement que depuis plusieurs mois il avait des vertiges, de la faiblesse dans les membres, un peu de paresse dans les jambes, quand, il y a trois jours, il eut une attaque apoplectique avec résolution des membres et perte de connaissance. Ces accidents s'amendèrent peu à peu ; à son entrée à l'Hôtel-Dieu, nous constatons les phénomènes suivants :

Le malade est dans le décubitus dorsal et plongé dans une somnolence dont on ne le tire que difficilement en le secouant ou en le pressant de questions répétées. Les réponses que l'on obtient alors sont brèves, confuses et se font attendre longtemps : les mouvements ne sont pas abolis, mais sont lents, faibles, incertains dans le côté gauche du corps ; à droite ils sont complètement abolis, les membres de ce côté retombent lourdement sur le lit quand on les soulève, néanmoins ils sont encore capables d'exécuter des mouvements assez énergiques, quoique inintelligents, quand on les pince ou qu'on les pique.

La sensibilité est considérablement diminuée dans le côté droit.

Le faciès est pâle, amaigri, stupide, comme étonné quand on cherche à tirer le malade de la somnolence dans laquelle il est plongé. Légère distorsion de la face à gauche, pupilles également dilatées des deux côtés.

Pouls lent et dur à 60 pulsations.

Respiration lente, régulière, sans ronchus ni ronflement.

Lavement purgatif.

Potion avec extrait de quina.

Le 4 *février*, la somnolence est plus prononcée : incontinence d'urine et de matières fécales.

Vésicatoire à la nuque.

Le 7 *février*. Râle trachéal, respiration ronflante et stertoreuse : état comateux. Les membres sont un peu contracturés dans le côté droit. Chute de la mâchoire inférieure. Mort.

Autopsie. — Cadavre rigide, sans trace de putréfaction.

Les téguments du crâne laissent échapper une notable quantité de sang quand on les incise ; ils ont avec les os leurs adhérences normales.

La calotte crânienne osseuse est saine et n'adhère pas à la dure-mère d'une manière pathologique.

La dure-mère, mise à découvert, a par transparence une teinte foncée et fait une saillie prononcée à gauche de la faulx du cerveau. Une incision longitudinale pratiquée à droite de ce repli membraneux donne issue à une médiocre quantité de sang noir, trois ou quatre cuillerées au plus , une incision pratiquée sur la dure-mère au niveau de l'hémisphère gauche laisse écouler une verrée environ d'un sang noir presque complètement fluide, et ne présentant que quelques caillots noirâtres, homogènes, peu résistants et évidemment de date récente.

La surface interne de la dure-mère ne présente rien d'anormal du côté droit ; mais à gauche, sur toute l'étendue de la convexité de l'hémisphère cérébral, elle est tapissée par un kyste dans l'intérieur duquel se trouvait en grande partie le sang épanché ; une certaine quantité cependant de ce sang avait pu sortir de la poche kystique pour se répandre librement dans la cavité dite intra-arachnoïdienne, soit sur l'hémisphère gauche, soit en passant sous la faulx du cerveau sur l'hémisphère du côté droit. Nous regrettons de n'avoir pas recherché avec soin le point précis où avait eu lieu la rupture du kyste d'enveloppe.

La surface interne de la poche néomembraneuse est inégale et légèrement villeuse ; elle n'est tapissée par aucun produit hématique de date ancienne.

Sa surface externe est lisse dans sa moitié qui glisse sur l'arachnoïde cérébrale ; la partie qui est en rapport avec la dure-mère adhère à cette membrane, mais pas assez intimement pour qu'on ne puisse l'en détacher par des tractions ménagées. La surface de la dure-mère, mise ainsi à découvert, est légèrement rouge et tomenteuse.

Les parois du kyste sont assez résistantes et de couleur rouillée ; elles sont amincies en certains points, et peuvent en d'autres points être séparées en deux ou même trois feuillets superposés et non très-intimement adhérents entre eux.

Quand on examine ces parois par transparence, on constate dans leur épaisseur, outre des arborisations vasculaires assez nombreuses, un certain nombre de taches irrégulières d'un rouge-brun, variant entre l'étendue d'une lentille et celle d'une pièce de 25 ou de 50 centimes, et qu'un examen plus minutieux démontre être constituées par du sang épanché entre les feuillets qui constituent la néomembrane.

Le microscope fait découvrir un très-grand nombre de capillaires sanguins arborisés dans cette membrane de nouvelle formation ; la charpente du néoplasme est constituée par du tissu conjonctif en voie d'organisation, on y trouve beaucoup de corps fusiformes, des noyaux embryoplastiques allongés, des noyaux arrondis dits cytoblastions, et dans les couches les plus voisines de l'arachnoïde quelques faisceaux onduleux de fibres conjonctives.

En un grand nombre de points, ces divers éléments sont mélangés à des amas irréguliers rougeâtres et granuleux d'hématosine, traces manifestes d'anciennes petites hémorrhagies dans l'intérieur du néoplasme ; ce sont ces produits qui donnent à la néomembrane l'aspect rouillé que nous lui avons décrit. En quelques points, on trouve des amas de granulations graisseuses, indice d'un commencement d'altération régressive de la production néoplasmatique ; c'est probablement au niveau d'un de ces points graisseux et ramollis que s'est faite la perforation qui a occasionné l'épanchement, dans la cavité intra-arachnoïdienne, d'une certaine quantité du sang contenu dans le kyste d'enveloppe.

L'arachnoïde est saine ; seulement légèrement teintée en rouge dans les parties qui sont en rapport avec l'hématome.

Le cerveau a sa couleur, sa consistance et sa vascularité normales ; l'hémisphère gauche est fortement applati au niveau de l'épanchement.

Le fait précédent est instructif par la période initiale de la maladie, celle qui a précédé l'apparition des accidents apoplectiques : quoique les renseignements que nous avons pu obtenir des parents sur cette période soient très-incomplets, ils nous apprennent qu'alors le malade a éprouvé des symptômes trahissant l'existence d'un travail anormal subinflammatoire du côté des méninges ; à cette époque, en effet, se formait la néomembrane dont nous devions trouver l'organisation si avancée, et si ces symptômes ont été très-différents de ceux que l'on observe dans la méningite ordinaire, dans l'inflammation de la pie-mère, c'est pour des raisons sur lesquelles nous avons déjà eu l'occasion d'insister à propos de notre première observation.

Remarquons ici la même particularité que nous avons fait ressortir dans notre seconde observation : épanchement sanguin de date récente dans une membrane de formation ancienne, et par conséquent impossibilité de rattacher la présence du kyste à l'existence de l'extravasat sanguin et de faire de celui-là une conséquence de celui-ci.

Notons enfin que les néoplasmes de la dure-mère peuvent subir comme tous les autres tissus, la dégénérescence graisseuse et la série des altérations rétrogrades ;

ce serait même, pour ces néoplasmes, suivant les auteurs qui se sont occupés de la question, un mode de destruction et de résorption : mais si un pareil travail de destruction peut amener la guérison du produit morbide alors qu'il n'existe pas encore d'hématome, et si dans ce cas il est utile et désirable, il présente, au contraire, certains dangers lorsqu'il s'est produit un épanchement sanguin dans l'intérieur de la néomembrane ; dans cette dernière circonstance, en effet, la dégénérescence graisseuse des parois du kyste en ramollissant et en atrophiant ces parois peut en faciliter ou en déterminer la rupture et transformer en hémorrhagie diffuse, une hémorrhagie enkystée et par cela même toujours plus limitée.

Obs. IV. — *Hémorrhagie sus-arachnoïdienne à droite, sans néomembrane ; céphalalgie au début ; accidents apoplectiques ; mort.*

Louis Spath, tonnelier à Annecy, domicilié à Lyon, 32 ans, tempérament lymphatique sanguin, constitution forte, entre, le 13 février 1862, à l'Hôtel-Dieu, dans la salle clinique, où il est couché au n° 2.

Le malade, depuis quinze jours environ et sans cause connue, se plaint d'une céphalalgie continue, très vive surtout à la région frontale et de chaque côté de la tête.

A son entrée à l'Hôtel-Dieu, cette céphalalgie persiste ; elle est très-intense ; le malade, pour ne pas l'exaspérer, reste couché dans son lit en faisant le moins de mouvement possible ; il évite de parler et de s'occuper de ce qui se passe autour de lui ; ses réponses sont brèves mais lucides.

Faciès un peu congestionné. Les yeux sont très-larmoyants et la vue un peu affaiblie. Sensibilité et motilité intactes.

Pouls normal ; un peu de constipation.

Sinapismes.

Antispasmodiques divers.

Le 15 *février*. Le malade tombe subitement dans le coma. La respiration est bruyante ; la bouche écume ; la face est très-congestionnée ; les artères temporales battent fortement.

Pas de mouvements volontaires. On n'essaie pas d'exciter des mouvements réflexes. Mort.

Autopsie. — Cadavre en rigidité sans trace de putréfaction ; face violacée, cou gros et fort.

Une très-grande quantité de sang noir s'écoule quand on incise les téguments du crâne : ceux-ci n'ont pas avec les os du crâne d'adhérences anormales.

La calotte crânienne s'enlève facilement et laisse à nu la dure-mère qui ne lui adhère pas plus que normalement. Cette membrane paraît saine, mais est ombrée par transparence dans toute sa moitié latérale droite et proémine fortement en ce point.

Une incision pratiquée à droite, le long de la faulx du cerveau, laisse écouler une verrée environ d'un sang noir, légèrement caille-boté et non altéré ; ce sang siége au-dessus du feuillet cérébral de l'arachnoïde, il s'étend en partie jusqu'à la base du crâne en filtrant au-dessous de la tente du cervelet, mais il n'a pu franchir la faulx du cerveau pour envahir la partie supérieure de l'hémisphère cérébral du côté opposé, retenu et limité à l'hémisphère droit par des adhérences anciennes qui existent entre la dure-mère et l'arachnoïde au niveau du sinus longitudinal supérieur.

La dure-mère a sa consistance et son aspect normal ; elle est un peu rougie par le contact du sang épanché, et elle ne présente sur sa face interne aucune néomembrane.

L'arachnoïde est saine aussi, dépourvue d'enduit pseudo-membraneux et un peu colorée par le sang qui la recouvrait. Elle adhère assez intimement à la dure-mère au niveau du sinus longitudinal supérieur ; en quelques points, ces adhérences sont jaunâtres, friables, un peu graisseuses ; on peut penser que cette altération a été la cause prochaine de l'hémorrhagie en ouvrant quelques-unes des veinules qui se jettent dans le sinus supérieur ; toutefois l'autopsie a été incomplète sous ce point de vue ; nous devons ajouter que l'on ne constate aucune autre lésion des méninges.

La pie-mère est seulement un peu congestionnée ; l'espace sous-arachnoïdien ne contient pas de sang ; les ventricules renferment un peu de sérosité incolore.

L'hémisphère droit est fortement déprimé et applati par l'épanchement ; la masse encéphalique est très-hyperhémiée ; sa coupe présente un picté abondant, d'où suintent par la pression de nombreuses gouttelettes de sang. La surface des circonvolutions du côté droit est colorée légèrement en rouge par imbibition de l'hématosine dans le voisinage du foyer hémorrhagique.

Les autres organes ne présentent rien de particulier à noter.

Le fait dont nous venons de rapporter l'histoire diffère des observations précédentes par l'absence de la néomembrane méningienne ; c'est un exemple d'hémorrhagie sus-arachnoïdienne diffuse dans lequel l'extravasat sanguin, quoique non enkysté, est cependant limité par de solides adhérences existant entre l'arachnoïde et la base de la faulx du cerveau. Le fait de ces adhérences, traces manifestes d'inflammation chronique antérieure, et l'état de limitation dans lequel se trouve le sang épanché constituent une sorte de transition entre l'apoplexie intra-arach-

noïdienne simple et l'apoplexie de cette méninge par productions inflammatoires de la dure-mère ou par *pachyméningite*, cette particularité nous paraît prêter un certain
intérêt à l'observation précédente.

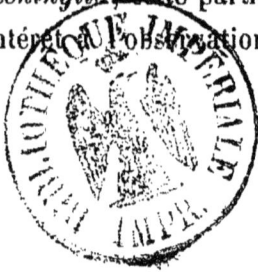